AF315327

OBSERVATIONS

RELATIVES A LA LIGATURE DU CORDON OMBILICAL;

PRÉSENTÉES à S. Exc. le Ministre de l'Intérieur, et approuvées par la Faculté de Médecine de Paris.

PAR M.-G. GIRARD, Docteur-Médecin, Membre du ci-devant Collége royal de Chirurgie, et de la Société de Médecine de Lyon; Correspondant de la Société de Médecine-pratique de Montpellier, de celle de Bordeaux, Bruxelles, etc.

On y a joint quelques notes du même Auteur, sur la Rage, pour confirmer la doctrine consignée dans son *Essai sur le Tétanos Rabien*, publié en 1809.

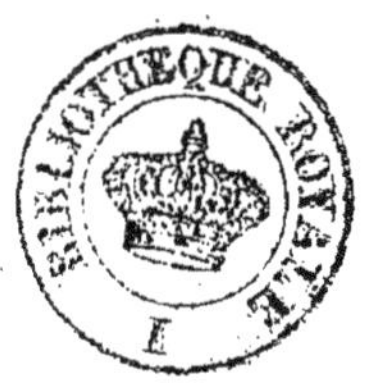

LYON,
IMPRIMERIE DE BALLANCHE.

1812.

PRÉFACE.

Presque tous les auteurs qui ont écrit sur les accouchemens recommandent de faire la ligature du cordon ombilical ; quelques-uns ne varient que sur le moment où l'on doit procéder à cette opération , sans motiver leur précepte : il en est aussi , même de très-anciens , qui ont cru que le passage dans le sang, des humeurs contenues dans la portion liée de ce cordon, étaient le germe de différentes maladies , et particulièrement de la petite vérole ; ce qui a été réfuté de nouveau, et victorieusement par la Faculté de médecine de Paris (1). D'autres, au contraire, considéraient le sang qui vient du placenta , comme propre à donner à l'enfant plus de force et plus d'énergie ; en conséquence , ils prescrivaient de refouler le plus possible du côté de l'enfant, le sang contenu dans le cordon. Ces différens procédés et ces diverses hypothèses me firent penser , dès les premières années de ma pratique , qu'il serait possible de poser des principes solides , pour fixer

---

(1) Voyez Journal de médecine, de Paris, tom. I.er, nivôse an 9 (décembre 1800).

l'opinion sur ces divers sujets , et que le moyen le plus simple pour parvenir à ce but , était de laisser agir la nature seule dans les accouchemens, d'en étudier attentivement la marche pour en connaître le résultat. J'étais d'autant plus disposé à cette étude , que cette connaissance manquait à la physiologie , une des bases essentielles de la pratique médicale , et qu'en outre je ne pouvais me rendre raison de la plupart des maladies dont je voyais souvent affectés les nouveaux-nés. Je me décidai donc à ne pas lier le cordon ombilical dans les accouchemens auxquels j'assisterais. Je reconnus bientôt que la circulation du sang dans les vaisseaux ombilicaux cessait peu à peu ; que la délivrance absolue de la mère n'était ni retardée ni dérangée ; que les enfans respiraient en général plus aisément ; que leurs cris étaient moindres, et ne tenaient point à la douleur ; qu'ils avoient un air de santé plus satisfaisant ; que leur figure ne devenait pas violette ; qu'ils n'éprouvaient point de colique ; qu'ils n'étaient point sujets à la jaunisse ; et qu'enfin , peu de jours après leur naissance , au lieu de maigrir ils prenaient de l'embonpoint. Alors je pus apprécier le cas que l'on devait faire des opinions ou des hypothèses dont j'ai parlé. Alors je reconnus la cause principale de la plupart des maladies des nouveaux-nés, et je me fis une loi de ne jamais lier le cordon ombilical. Le succès de cette méthode, établie sur une multitude de faits et sur plus de vingt-cinq ans d'expérience, me persuade qu'en agir autrement c'est compromettre la santé, la vie des enfans, et sa propre conscience.

J'ai cru devoir faire parvenir à Son. Exc. le Ministre de l'intérieur, le résultat de ma longue pratique sur ce sujet. Le moment où je lui adressai mon Mémoire, me paraissait important à saisir, car S. M. l'Impératrice n'avait alors que deux mois pour arriver au terme de sa grossesse ; et dans une circonstance si intéressante pour le bonheur et pour la tranquillité des Français, j'étais jaloux de jeter quelque lumière sur cette partie de l'art des accouchemens. Son Exc. demanda à la Faculté de médecine de Paris son avis sur mon procédé. Cette célèbre Compagnie lui en fit un rapport très-avantageux, ainsi que le constatent les pièces ci-jointes.

L'accueil favorable d'un Ministre protecteur zélé des sciences ; l'approbation d'une illustre Société, seraient des motifs assez puissans pour me décider à rendre ce Mémoire public, si je n'y étais d'ailleurs encouragé par la certitude du succès que l'on obtiendra en suivant le précepte que j'indique.

Paris, 29 juillet 1811.

Le Professeur de la Faculté de médecine, Secrétaire de la Société,

A M. Girard, Docteur-Médecin, à Lyon.

Monsieur et très-honoré Confrère,

La Société des Professeurs de la Faculté de médecine a reçu la lettre que vous lui avez adressée et le Mémoire qui y était joint; elle me charge de vous en remercier. Une copie de ce travail avait été adressée à la Faculté par Son Exc. le Ministre de l'intérieur, qui avait témoigné le désir de connaître l'opinion de l'Ecole sur ce sujet. Le rapport qui lui a été fait est tout-à-fait avantageux. La Société a rendu cet hommage à la vérité et à vos talens pour l'observation. Si vous ne donnez pas une autre destination à ce Mémoire, il sera déposé honorablement dans ses archives, la copie en ayant été remise au Ministre.

Agréez, Monsieur et cher Confrère, l'assurance de ma considération distinguée.

C. DUMERIL.

Paris, 25 juin 1812.

Le Ministre de l'intérieur, Comte de l'Empire,

A M. Girard, à Lyon.

Vous m'avez demandé, Monsieur, par votre lettre du 27 mai dernier, l'autorisation de faire imprimer le Rapport de la Faculté de médecine sur le Mémoire que vous m'avez adressé, concernant la ligature du cordon ombilical.

Je vous envoie la copie de ce Rapport, et d'après l'avis de la Faculté, je ne peux qu'applaudir à votre travail, ainsi qu'aux intentions qui vous l'ont fait entreprendre.

Je vous salue.

MONTALIVET,
Ministre de l'intérieur.

EXTRAIT des registres des délibérations de l'Assemblée des Professeurs de la Faculté de médecine de Paris.

Séance du 7 février 1811.

ON ne peut qu'applaudir aux vues sages et à la saine doctrine du Mémoire dont nous sommes chargés de vous rendre compte.

M. Girard expose, qu'en liant le cordon avant que les artères ombilicales aient cessé leurs battemens, on fait refluer le sang dans le bas-ventre, dans le foie; il observe encore que le sang alors arrive aux poumons en excès. C'est ici la doctrine que j'ai toujours enseignée dans notre Ecole. *Morgagni* qui avait observé dans presque tous les cadavres des enfans morts immédiatement ou peu après la naissance, une sérosité sanguinolente dans le bas-ventre, ne se rendait pas compte du phénomène qui se passait dans cette circonstance; j'en ai trouvé la cause dans la précipitation avec laquelle on lie trop souvent le cordon ombilical avant la cessation de la pulsation des artères, et c'est de-là que m'a paru dépendre la mort qui en est toujours le funeste résultat. M. Pinel et moi, nous avons plusieurs fois eu occasion d'observer que cette trop grande précipitation donnait encore souvent lieu à des convulsions, et quelquefois même à l'épilepsie. J'ai aussi, comme M. Girard, observé que la jaunisse se déclare rarement chez les enfans chez lesquels on a retardé cette ligature ou laissé couler le sang des artères pendant quelque temps.

M. Girard s'appuie encore de la doctrine d'Hippocrate, qui prescrit de ne jamais s'occuper de la ligature des artères, tant que l'enfant n'a pas crié ni respiré. Le Père de la médecine, pour indiquer sans doute le peu d'empressement que l'on doit mettre à faire la ligature, et à opérer la délivrance, conseille de mettre l'enfant, dont le cordon ombilical n'a pas été coupé, sur une outre que l'on pique pour en faire sortir le liquide contenu dans la cavité ; alors la délivrance est opérée par le propre poids de l'enfant. Le but que se propose Hippocrate dans ce précepte, est d'indiquer la prudence ou le degré de précipitation que l'on doit mettre dans la séparation de l'enfant d'avec son placenta, et celle de la mère d'avec l'enfant.

L'on ne peut donc qu'applaudir à la sagesse de la doctrine consignée dans ce Mémoire.

La Faculté, dans sa séance du 7 février dernier, après avoir entendu la lecture du rapport ci-dessus, en a adopté les conclusions, et a arrêté que copie en serait adressée à Son Exc. le Ministre de l'intérieur.

Pour copie conforme :

LEROUX, Doyen de la Faculté de médecine de Paris.

Le Chef de la troisième division,

J. M. B. NEUVILLE.

OBSERVATIONS

RELATIVES A LA LIGATURE DU CORDON OMBILICAL.

Laissons faire un peu à nature ; elle entend
mieux ses affaires que nous.

MONTAIGNE.

L'ON sait que des artères iliaques internes
du fœtus, partent deux branches considé-
rables, qui, jointes à une veine, traversent
le nombril, et que là, enveloppées par une
peau particulière, elles forment ensemble
un cordon d'environ 20 pouces de longueur.
Semblable à la tige d'une plante, ce cordon
établit une communication avec le placenta
qui en est comme les racines, comme avec
l'enfant qui en représente les branches et
les feuilles.

L'enfant ne respirant pas dans le sein de
sa mère, et les poumons ne recevant pres-
qu'alors que le sang nécessaire à leur nour-
riture, et à leur accroissement, la nature
a ménagé dans le cœur, une ouverture qui
facilite l'écoulement du sang, d'une oreillette

dans l'autre, et un canal qui de l'artère pulmonaire va s'ouvrir dans l'aorte.

Dès que l'enfant respire, les poumons se développent peu à peu, et le sang les pénètre en plus grande quantité. Alors le trou botal ou de communication se ferme, et le canal artériel ou de dégorgement diminue peu à peu de volume, et se dessèche ensuite. Ainsi s'établit une nouvelle circulation qui durera autant que la vie de l'enfant.

L'air pénétrant dans les poumons fournit au sang, de l'oxigène, aliment nouveau, qui donne à l'enfant une énergie particulière et nécessaire, et transforme ainsi un être, qui ne faisait, pour ainsi dire, que végéter, en un être plus animé et éprouvant de véritables sensations.

Les premières impressions que l'oxigène fait éprouver au cœur, sont vraisemblablement très-vives, car cet organe fait sentir des battemens si prompts, lorsqu'on met la main sur la poitrine de l'enfant, que l'on ne peut les compter, ainsi que je l'ai reconnu quelquefois. Mais bientôt ces battemens diminuent de vîtesse, et sont alors les mêmes que ceux des artères ombilicales.

A la naissance de l'enfant, les pulsations

des artères ombilicales sont régulières et bien prononcées : ces pulsations s'affaiblissent ensuite, sans perdre de leur régularité ; elles cessent enfin, d'abord du côté du placenta ; et ensuite par gradation jusqu'au nombril. Bientôt le sang ne les pénètre plus.

Pendant ce temps le cordon ombilical diminue de volume, et prend une teinte jaune.

Si, lorsqu'on ne sent plus le battement des artères, près du placenta seulement, l'on coupe le cordon ombilical dans cette partie, le sang coule encore en abondance, mais lorsque ce battement ne se fait plus apercevoir que près de l'ombilic, le sang ne coule que goutte à goutte, par l'extrémité coupée du cordon.

Il arrive quelquefois que le placenta expulsé naturellement de la matrice, les artères ombilicales n'ont pas encore cessé ni même diminué la force de leurs pulsations, quoique l'enfant respire avec facilité ; alors le sang continue à circuler dans ces artères, mais cette circulation cesse ensuite dans l'ordre que je viens d'indiquer.

Dans ce cas, qui est assez rare, je n'ai jamais pu sentir les pulsations artérielles dans le placenta, ce qui me fait présumer qu'elles n'ont pas lieu dans ce corps; de même je n'ai jamais aperçu aucun suintement à la face convexe de cette masse vasculaire.

Dans cette opération importante, l'on voit que la nature ne va que pas à pas, afin que le sang ne cause, par son refoulement, aucun désordre à l'être faible auquel elle donne une nouvelle vie.

Nous allons donc contre les intentions de la nature, en faisant, à la naissance, la ligature du cordon ombilical; alors les artères iliaques sont surchargées par le sang qui y afflue, et qui est arrêté dans son cours accoutumé. Il n'y a pas là de canal de dégorgement; ce fluide est refoulé dans tous les vaisseaux environnans : de-là l'engorgement du foie, le trouble dans ses fonctions, la jaunisse qui affecte souvent les nouveaux-nés, et leur cause ensuite, tantôt une affection momentanée, d'autres fois une maladie plus ou moins grave et même mortelle. De-là le mal-aise, plus ou moins prolongé des autres viscères du bas-ventre, qui peut les frapper de débilité, et devenir la cause prédisposante de plusieurs maladies, telles que les coliques, etc. comme aussi de cette maigreur dont sont quelquefois affectés les enfans dans le premier

mois de leur naissance, et qui peut être dé-
terminée par le trouble des organes digestifs.

Il en est de même, relativement aux poumons ; le sang y aborde trop promptement et
en trop grande quantité, vu son développe-
ment progressif : de-là cette respiration
laborieuse et fatiguante pour les nouveaux-
nés, et qui peut être aggravée par le mucus
épais qui engoue quelquefois la trachée-
artère et les bronches.

Le cœur éprouvant, ainsi que je l'ai dit, un
mal-aise causé par les premières impressions
du sang oxigéné ; le refoulement du sang
dans le canal de dégorgement et dans l'aorte,
doit encore augmenter ce mal-aise.

Quelques enfans ont peu après leur naissance
la face violette. Cet état est la suite de l'excès du
sang, qui se porte à la tête. Serait-il déraison-
nable de penser que l'hydrocéphale tient quelquefois à cette cause ?

Si, comme le croit un médecin, il existe
des nerfs dans le cordon ombilical, l'on
conçoit que la ligature de ces nerfs, peut avoir
des suites funestes, telles que les convulsions
et la mort.

Des médecins ont-ils tort d'attribuer à cette
ligature, le tétanos dont sont affectés les

enfans des nègres dans certaines régions ? le refoulement du sang n'y donnerait-il pas lieu quelquefois ?

En général ces accidens sont plus ou moins à craindre, suivant la constitution de l'enfant et la grosseur de ses artères ombilicales.

Mais si l'on ne fait pas la ligature du cordon ombilical, si l'on attend, pour en faire la section, qu'il soit froid dans toute son étendue, et que l'on ne sente plus, par conséquent, le battement de ses artères; alors la nouvelle circulation du sang de l'enfant s'établit sans trouble, sans effort, sans orage, et sa santé n'est altérée d'aucune manière.

L'enfant peut respirer dans les premiers momens de sa naissance, mais sa respiration peut être suspendue par différentes causes ; quelquefois ce sont, comme je l'ai dit, des glaires qui engouent la trachée-artère et les bronches, et qui empêchent à l'air de s'in-sinuer dans les poumons, etc. D'autres fois l'enfant naît la face livide, ou il est dans un état apoplectique, etc. etc. Dans ces cas, et dans beaucoup d'autres que je crois inutile de signaler, l'on sait combien il est avantageux, et même nécessaire pour l'existence de l'enfant, de maintenir la circulation ombilicale, ou au moins de n'employer aucun moyen pour l'empêcher de reprendre son cours, afin de ne pas aggraver l'état de l'enfant, et d'avoir une ressource contre quelques-uns de ces accidens.

Quoique l'on puisse assurer que ce n'est pas toujours à cette ligature que l'on doit attribuer la jaunisse et les autres maladies des nouveaux-nés, il n'est pas moins certain que le plus souvent, lorsqu'elles ont lieu, cette ligature en est seule la cause. Une longue expérience, et l'étude particulière que j'ai faite des procédés de la nature pour achever le travail de l'accouchement et l'organisation de l'enfant, m'ont convaincu de cette vérité.

Il ne faut pas oublier que les enfans naissent quelquefois avec une hernie qui se propage plus ou moins avant dans le cordon ombilical. L'on conçoit que la ligature de cette hernie ferait périr l'enfant; ce qui est encore une raison pour la proscrire.

Les auteurs qui ont pensé que les humeurs contenues dans la portion liée du cordon ombilical, refluant dans le sang, causent différentes maladies aux enfans; ces auteurs, dis-je, ne se trompent peut-être, que relativement aux fluides auxquels ils les attribuent. En ne pas liant le cordon , l'accoucheur ne peut se reprocher ni les unes ni les autres.

Je dois dire ici, que d'après mon procédé, j'ai fait des expériences relatives à la petite vérole , mais son inoculation n'en a pas moins bien réussi, ainsi que celle du vaccin.

En suivant la marche de la nature nous ne pouvons jamais nous égarer. Les femelles des animaux laissent dessécher et tomber naturellement l'arrière-faix et le cordon ombilical de leurs petits, ou elles dévorent l'arrièrefaix, puis le cordon ombilical, lorsque le premier est expulsé de la matrice. Quelquefois elles coupent le cordon ombilical avec leurs dents, lorsque l'arrière-faix ne sort pas promptement, mais ce n'est jamais à l'instant de la naissance de leurs petits ; et d'après la texture de ce cordon, elles emploient un certain temps à cette opération. Alors dans les intervalles de la mastication le sang peut encore pénétrer jusqu'au placenta. Dans ce cas, la circulation du sang cesse donc encore peu à peu, et non d'une manière brusque et précipitée.

Si en effet l'on presse de temps en temps, avec les doigts, le cordon ombilical des enfans, lorsque ses pulsations artérielles sont

affaiblies

affaiblies, elles cessent plus promptement, mais non tout-à-coup.

Ainsi, chez les animaux la nouvelle circulation du sang s'établit sans effort et sans danger.

Que l'on me permette d'ajouter, que d'après la longueur du cordon ombilical, la femelle peut aisément prendre soin de son nouveau-né, et celui-ci se traîner vers sa mère, et la teter sans obstacle, ainsi que je l'ai vu chez les animaux familiers. Dans l'homme même, le cordon ombilical, n'est en partie, d'une certaine longueur, qu'afin que la mère puisse prendre son enfant, le caresser, le présenter à son sein, sans s'occuper du reste de son accouchement. Il m'a souvent paru que l'enfant, à l'instant de sa naissance, avait plus de disposition pour teter que quelque temps après. Nous ignorons si, en cédant à cette impulsion mutuelle, dont je n'ai pu faire l'épreuve, il n'en résulterait pas un bien pour la mère et pour l'enfant.

Il faut observer que le plus souvent, la circulation du sang, dans le cordon ombilical, cesse pendant le repos que prend la nature, entre la sortie de l'enfant et l'expulsion du placenta. Ainsi, en ne pas liant le cordon, l'on ne retarde pas la délivrance entière de la mère.

L'on n'a pas de tout temps fait la ligature du cordon ombilical. L'histoire fabuleuse de Jupiter semble le constater. Ce dieu en sortant du sein de sa mère, fut porté sur le mont Ida; et son cordon ombilical tomba près du fleuve Triton. Dans le siècle d'Hippocrate, cette ligature n'était pas généralement admise, puisque dans les Œuvres qui lui sont attribuées, l'on trouve pour précepte de placer la femme sur un siége, lorsque l'arrière-faix ne peut sortir, et l'enfant sur de la laine récemment cardée, afin qu'en s'affaissant insensiblement, elle n'excitât sur le placenta qu'un tiraillement doux et gradué. Ou bien l'on couchait l'enfant sur deux outres remplies d'eau, on les perçait avec un stylet, afin que l'eau s'en écoulât peu à peu, ce qui produisait le même effet. Si par accident le cordon avait été rompu, ou qu'on l'eût coupé par mégarde, l'on suppléait au poids de l'enfant par une pierre ou quelqu'autre chose de semblable.

Les animaux font à peu près la même opé-ration, car on les voit lécher leurs petits aussitôt après leur naissance, et dans cet acte, les éloigner un peu d'eux, comme pour

tendre le cordon ombilical et tirer l'arrière-
faix.

« Il n'y a que des accidens, tels que la
» rupture du cordon ombilical, qui aient pu,
» dit le savant Dujardin, donner l'idée de
» cette ligature. »

Cette méthode est depuis long-temps si
généralement admise, que l'on trouve à peine
deux auteurs qui l'aient proscrite, sans même
en donner les raisons; tandis que quelques
autres n'en disent rien, quoiqu'ils aient reconnu que la jaunisse pouvait en être la suite.

Bien plus, l'on croit cette ligature si nécessaire, qu'un médecin légiste a avancé qu'il
fallait se hâter de la faire, croyant que le
sang que l'enfant recevait de l'arrière-faix,
après sa naissance, était corrompu et lui devenait nuisible; et un autre médecin légiste
prétend qu'il peut y avoir lieu à accusation
contre une femme à qui, après avoir accouché
seule et secrètement, l'on trouverait son enfant
mort, et le cordon ombilical tenant encore
à l'arrière-faix sans avoir été lié. Ces erreurs
sont d'autant plus révoltantes, qu'en laissant
agir la nature seule, je n'ai jamais vu les
enfans en éprouver le moindre accident; au
contraire, ils étaient toujours mieux, ils

avaient un air de santé plus florissant que lorsque je faisais cette ligature peu après leur naissance.

Si ce que je viens de soutenir souffrait quelques objections, je poserais les questions suivantes :

Y a-t-il quelque danger à ne pas faire la ligature du cordon ombilical dans les cas ordinaires ?

Cette ligature faite à la naissance de l'enfant, peut-elle lui causer quelques maladies ?

Les réponses, fondées sur l'expérience, seraient sans doute en faveur du principe que j'ai posé :

« Laissons faire un peu à nature ; elle » entend mieux ses affaires que nous. »

La femme, après son accouchement, laisse volontiers ses genoux pliés et écartés ; il est donc aisé de veiller sur son enfant sans la découvrir, sans la gêner. Il est facile aussi de procurer à l'enfant la respiration d'un air salutaire, en mettant seulement sa tête hors des couvertures et sur un oreiller ; j'ai soin de la bien sécher, et de la couvrir de ses bonnets le plus promptement possible. Les artères ombilicales ne faisant plus sentir de pulsations, j'en fais la section à l'endroit ordinaire, puis

(13)

quelquefois la ligature, dans l'intention seule
de tranquilliser les assistans.

P. S. Je me proposais , en publiant ces
observations, de signaler plusieurs abus re-
latifs aux soins que l'on donne aux femmes
en couche, mais j'ai bientôt senti que ce
travail serait long ou imparfait, et que je
devais le renvoyer à un autre temps. Je ferai
seulement observer dans ce moment, que les
boissons abondantes qu'on donne aux nouvelles accouchées , nuisent souvent à leur
santé. Celles qui veulent suivre mes conseils
boivent simplement de l'eau et du vin comme
dans tout autre temps, et seulement quand
elles ont soif, même pendant la fièvre de lait.
Cette boisson leur est plus agréable, et les
désaltère plus aisément. Elles sont plutôt
remises, digèrent mieux, prennent de l'em-
bonpoin, et ne perdent pas leur fraîcheur.
Celles, au contraire, qui se gorgent de
tisane, quelle qu'elle soit, deviennent pâles,
comme infiltrées, sujettes à des maux d'estomac, et par suite à un flux utérin incom-
mode, et souvent intarissable. Elles sont en
outre plus long-temps fatiguées par le lait, et
souvent il est plus abondant. C'est ce que j'ai
reconnu parfaitement dans ma pratique.

L'on doit observer que l'accouchement est une chose naturelle, et non une maladie. Par conséquent il faut laisser agir la nature et non pas chercher à la guider, parce qu'on trouble son travail. L'observation de J.-J. Rousseau est très-juste. L'homme croit toujours mieux faire que la nature, et il gâte tout. Sans doute les nouvelles accouchées exigent des soins, mais il faut que ces soins soient bien dirigés, et jamais dictés par les préjugés. Les tisanes, les remèdes sont faits pour les malades ; les convalescens n'en ont pas besoin. C'est, comme étant dans ce dernier état, qu'il faut considérer les femmes en couche lorsque tout se passe bien. Elles y gagneront du temps et de la santé.

NOTES SUR LA RAGE.

Il est une autre vérité non moins importante, mais qui malheureusement éprouvera bien des obstacles, avant d'être généralement admise. Je ne peux m'empêcher de la rappeler ici ; et j'avoue que j'éprouve beaucoup de satisfaction à la faire connaître, et à la soutenir. J'ai tâché de démontrer cette vérité

(15)

dans mon Ouvrage sur le Tétanos rabien (1),
et ensuite dans une Notice que M. Marie de St-
Ursin a bien voulu insérer dans sa Gazette de
Santé, sous les N.ᵒˢ 3o, 31, 32, ou 21 octobre,
1.ᵉʳ et 11 novembre 1811.

Plusieurs médecins distingués se sont
rangés de mon avis; ils pensent comme moi,
que la salive n'est jamais rabieuse; que les
accidens convulsifs qui sont quelquefois la
suite de certaines morsures, ne sont causés
que par une affection nerveuse, fixée dans la
plaie ou dans la cicatrice, comme ces mêmes
accidens sont d'autres fois la suite de toute
autre blessure, ou d'une maladie interne qui
se déclare spontanément, et sans qu'on puisse
soupçonner, dans l'un et l'autre cas, l'influence
d'une salive rabieuse.

Les observations nombreuses que j'ai citées
pour confirmer ce principe, les réponses que
j'ai faites aux médecins qui en ont donné de
nouvelles, et qui prouvent, sans réplique,
qu'ils se sont trompés sur la cause à laquelle
ils attribuaient ces mêmes accidens, devraient
enfin ouvrir les yeux à la majorité, au lieu
de se laisser toujours subjuguer par de fausses
apparences.

____

(1) L'Essai sur le Tétanos rabien se trouve à Paris et à Lyon,
chez les principaux libraires.

Cependant je vois avec peine, que dans un Ouvrage, dont les premiers volumes sont entre les mains de tous ceux qui aiment l'étude des sciences, l'on y signale toujours la rage, comme étant une maladie particulière causée par une salive rabieuse. Mais dans le peu de mots tracés jusqu'à présent sur ce sujet, l'on a déjà avancé une erreur que je dois faire connaître, parce qu'elle ne peut qu'influer d'une manière très-pernicieuse, dans le traitement de plusieurs maladies, et que je ne dois rien négliger de tout ce qui peut concourir à éclairer ce sujet important.

Dans le premier volume du Dictionnaire des Sciences Médicales, on lit à l'article *Aréophobie* : « Dans la rage canine, à l'horreur de l'eau, qui est le *symptôme essentiel*, se joint quelquefois l'horreur de l'air. » Mais il est si peu vrai que l'horreur de l'eau caractérise une maladie, que l'on a dit, avec vérité, pag. 61, que, « dans les fièvres ataxiques, le symptôme » dominant consiste, ou dans des syncopes ou » dans des convulsions épileptiques, téta- » niques, hystériques, *hydrophobiques.* » Or, si l'hydrophobie (qui est la même chose que l'horreur de l'eau) est dans certaines maladies le symptôme dominant, ainsi que beaucoup d'observations le constatent, cette affection ne peut donc être dans aucune le symptôme essentiel. En outre, plusieurs médecins qui partagent l'opinion générale, reconnaissent que l'horreur de l'eau n'existe pas chez tous les sujets qu'ils disent affectés de la *rage*, et ils en citent beaucoup d'exemples. Si donc l'on peut être hydrophobe sans être *enragé*, et si l'on peut être *enragé* sans être hydrophobe, l'horreur de l'eau ne peut, je le répète, être un symptôme essentiel dans aucun cas. (1)

Toutes les affections convulsives que l'on signale comme caractérisant la *rage*, se manifestent aussi ensemble ou isolément, dans d'autres maladies dont la cause ne peut être attribuée à une salive rabieuse. Ce qui le prouve, c'est que, lorsqu'on fait appeler un médecin ou un vétérinaire pour donner des soins à une personne ou à un animal, affectés d'un ou de plusieurs des accidens convulsifs que j'ai dû nommer *rabiens* pour être mieux entendu, ils ne prononcent que d'après les renseignemens qu'ils ont pris sur la cause de l'état du sujet. S'il n'a jamais été mordu, c'est selon eux, le plus

____

(1) Voyez encore, pour preuve de ce que j'avance, le II.ᵉ vol. du Dictionnaire des Sciences médicales, pag. 61 et suiv.

souvent, une *rage* de cause interne, une *rage* spontanée; mais s'il a été, ou s'il est seulement soupçonné d'avoir été mordu depuis plus ou moins de jours, de mois, d'années, ils prononcent que le sujet est atteint d'une *rage* communiquée ; ce qui démontre qu'ils n'ont aucune base solide pour asseoir leur diagnostique, qu'ils ne connaissent point de symptôme *essentiel*, et qu'ils traitent le sujet dans ce dernier cas, non d'après la cause réelle de la maladie, mais d'après leur vague jugement. De-là cette foule d'hommes et d'animaux réputés *enragés*, dont on ne manque jamais de publier l'histoire, tandis qu'on garde le silence sur une multitude de faits qui pourraient diminuer les craintes : de-là la terreur continuelle qui multiplie ces sortes d'accidens, terreur renouvelée aussi quelquefois par des magistrats chargés de la sûreté publique, parce qu'on trompe leur zèle et leurs sollicitude paternelle; c'est pourquoi cette prétendue maladie est si commune en France, tandis qu'elle est rare dans d'autres pays, et qu'il en est, même près de nous, où elle est inconnue. De-là enfin, la conduite criminelle que l'on tient presque toujours envers ces malheureux. Un seul exemple, pris parmi cent autres que je pourrais citer, justifiera ce que je viens de dire.

Geneviève Marceau, âgée de 42 ans, d'un caractère mélancolique, est mordue par son chien, qui avait cette mauvaise habitude; et quoiqu'il bût et mangeât comme à l'ordinaire, on se décida promptement à le tuer à l'insu de sa maîtresse dont il était beaucoup aimé. Quelque temps après cette fille éprouve des accidens nerveux. On la déclare *enragée*; l'alarme se répand dans toute sa maison, et bientôt trois hommes vigoureux l'entraînent malgré ses larmes et ses supplications; ils l'obligent de monter dans une voiture; l'un la saisit par les cheveux, les deux autres lui assujettissent le corps et les membres. Elle est ainsi conduite dans un hôpital, persuadée qu'elle sera étouffée entre deux matelas. Arrivée à l'hospice, la vue du gilet de force et des cordes avec lesquels elle allait être liée, lui causent les angoisses les plus déchirantes; elle croit toucher à son dernier moment. Cependant elle n'avait témoigné ni fureur, ni envie de mordre, ni rien qui pût inspirer des craintes. Revenue d'une terreur bien naturelle, et son ame étant aussi calme que pouvait le permettre son affreuse situation, cette fille vertueuse, douce et sensible, donne à son frère les renseignemens les plus précis sur ses affaires (elle était marchande de poterie) ; elle lui recommande son père , vieux et infirme, à qui elle prodiguait depuis plusieurs années, le jour et la nuit, les soins les plus affectueux ; elle demande avec instance à recevoir ses sacremens, consolation que vraisemblablement elle n'a pu obtenir. Tous ces procédés étaient donc aussi inutiles que cruels. Ainsi il est des circonstances où nos amis deviennent nos bourreaux, en croyant servir l'humanité. L'on conçoit combien tous ces tourmens ont dû influer sur la maladie de cette infortunée, augmenter le désordre de ses nerfs, de son esprit déjà frappé de l'idée d'une mort prochaine, causée par la *rage*. Et comment pouvait-elle n'en pas être persuadée, d'après la conduite que l'on tenait à son égard ? Aussi elle tomba bientôt dans un délire momentané, puis continuel, pendant lequel elle ne cessait de prononcer, puis de balbutier les mots de mort, d'*enragée*. Et comme si cette malheureuse étoit destinée à prouver jusqu'à quel excès peut se porter l'égarement des hommes, entourée de médecins qui , trompés par de faibles apparences, ne connaissent pas qu'une inflammation à l'estomac est la seule cause des accidens qu'elle éprouve; qui ne réfléchissent pas que ces accidens ont dû s'exaspérer par la conduite révoltante que l'on a tenue envers elle ; entourée, dis-je, de médecins, l'un lui fait avaler de l'arsenic, l'autre respirer un gaz fétide dont on reconnait bientôt la fâcheuse impression; un troisième force une vipère à lui mordre le sein .... Geneviève Marceau meurt ainsi victime d'une cruelle erreur. (1)

Voilà où nous conduisent les préjugés et l'ignorance ! Voilà pourtant le sort qui peut nous atteindre ! Et lorsque j'élève la voix pour ramener mes semblables, à des sentimens plus généreux; lorsque j'annonce une vérité enveloppée jusqu'à ce jour du voile le plus épais, l'on dédaigne les preuves évidentes sur lesquelles je l'établis. L'on préfère s'égarer sans cesse dans un labyrinthe rempli d'amertumes et d'humiliations, plutôt que de suivre la route que j'ai indiquée, et qui conduirait au chemin de l'honneur et du succès.

---

(1) Cet évènement a eu lieu à Paris, dans l'année 1810 , plus de six mois après la publication de mon Ouvrage sur le Tétanos rabien. (Voyez les N.os de la Gazette de Santé, que j'ai indiqués.)

La fille Marceau avait de la répugnance à avaler, parce que son estomac s'y refusait parfois, et que l'irritation nerveuse fixée dans cet organe se propageait jusqu'à la gorge. Voilà l'hydrophobie dont elle était affectée, voilà le symptôme *essentiel* qui n'a pas peu contribué aux cruautés qu'on lui a fait supporter.

Il m'en coûte infiniment pour rappeler ici quelques traits de cette tragique histoire. Mais dans ce procès je dois céder à l'humanité, et non à des considérations particulières.

Dans le premier volume du Dictionnaire des Sciences Médicales, l'on avance donc une erreur, en prétendant que l'hydrophobie est un symptôme *essentiel* de la *rage*. Cette erreur a fait une foule de victimes, comme je l'ai prouvé d'une manière incontestable. Il n'y a point de *rage*; ainsi il ne peut y avoir de symptôme *essentiel* pour une maladie qui n'existe pas. Mais il y a des accidens nerveux déterminés par différentes maladies, que l'on confond sous ce nom vide de sens; et ces maladies ne sont jamais causées par la salive, parce que la salive n'est jamais rabieuse.

Que doit-on penser maintenant d'un homme de l'art, qui vient de proposer pour guérir les prétendus *enragés*, de les écorcher depuis la tête jusqu'aux pieds, comme Apollon fit autrefois à Marsias ? Il dit avoir suspendu l'hydrophobie chez deux sujets qu'il a cru *enragés*, en leur appliquant un vésicatoire autour du cou; et il en conclut, que pour guérir de semblables malades, il faut en couvrir tout leur corps. Je ne sais si ce n'est pas le remède qui fut employé par Déjanire à l'égard d'Hercule, qui peut-être était atteint de cette cruelle maladie; mais le héros ne fut point guéri. La conséquence que M. Lalouette tire du fait qu'il rapporte est absolument fausse : l'homme n'éprouve jamais, en même temps, deux sensations différentes ; l'une éclipse toujours l'autre. La douleur causée par le vésicatoire a détourné le spasme de la gorge, comme la morsure d'une vipère, à la même partie, a produit le même effet (1). Mais ce spasme a reparu dès que la douleur du vésicatoire a cessé, parce que la cause qui le déterminait existait toujours. C'était donc cette cause qu'il fallait sur-tout attaquer, et non un venin qui n'existe pas ; et ce médecin aurait pu triompher de ces graves maladies, comme d'autres en triompheront s'ils veulent m'entendre.

---

(1) L'expérience de la vipère a été faite à l'Hôtel-Dieu de Lyon, sous la Majorité de M. Dussaussoy.

L'observation et l'expérience sont la base de toutes les vérités physiques. L'observation est déjà contraire à l'opinion commune ; je l'ai prouvé par l'analyse ; reste l'expérience. Or, mes adversaires n'ignorent pas que l'on a souvent inoculé sans succès, de la salive prise sur des sujets jugés décidément *enragés* ; ces expériences, auxquelles je pourrais en ajouter d'autres, portent tous les caractères de la vérité. Mais s'ils ne les trouvent pas décisives, elles doivent au moins leur faire naître des doutes. Alors, avant de prononcer comme si leur conséquence était fondée sur des principes mathématiques, n'est-il pas de leur devoir d'en faire de nouvelles, non-seulement sur les animaux, mais aussi sur certains hommes bannis de la société ? L'on en obtiendrait facilement la permission, d'un Monarque qui a tant à cœur le progrès des sciences et la gloire des sujets soumis à son Empire. Alors mes adversaires auraient une base solide pour asseoir leur jugement ; alors l'on reconnaîtrait enfin dans quelle foule de maux cette fatale erreur nous a entraînés, et l'humanité n'aurait pas à gémir de notre ignorance.

F I N.